AFFECTIONS

QUI PEUVENT OCCASIONNER

LA MORT SUBITE.

PARIS. — IMPRIMERIE DE Mme Ve DELAGUETTE

RUE SAINT-MERRI, N° 22.

HISTOIRE

ABRÉGÉE

DE QUELQUES AFFECTIONS

QUI PEUVENT OCCASIONNER

LA MORT SUBITE;

INDICATION

Des premiers Secours à donner aux Personnes qui
en sont atteintes ;

PAR F. L. PICHARD,

Médecin-Accoucheur, s'occupant spécialement
DES MALADIES DES FEMMES ET DES ENFANS.

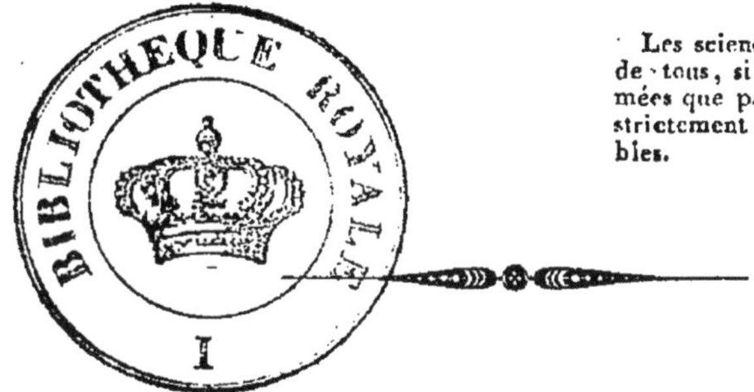

Les sciences seraient à la portée
de tous, si elles n'étaient expri-
mées que par une quantité de mots
strictement nécessaires et intelligi-
bles.

PARIS.

CHEZ M. BAILLÈRE, LIBRAIRE,
RUE DE L'ÉCOLE-DE-MÉDECINE.

ET CHEZ L'AUTEUR,
RUE BEAUBOURG, Nº 29.

1838.

INTRODUCTION.

Notre existence tient à si peu de chose, les chances de destruction qui nous environnent sont en si grand nombre, les secours si tardifs, qu'on ne saurait trop multiplier les moyens de salut. Dominé par cette idée philantropique, j'ai tracé rapidement, mais d'une manière claire et précise, quelques unes des affections qui occasionnent souvent la mort subite, en y joignant l'indication des premiers soins à donner aux personnes qui en sont atteintes. Cet ouvrage qui fait suite à la brochure que j'ai publiée en 1830 sur la léthargie* et les signes qui distinguent la

* M. Odillon Barrot, alors préfet du département, a bien voulu en faire distribuer cent exemplaires aux mairies du département.

mort réelle de la mort apparente, contient la description abrégée des différentes espèces d'asphyxies, de l'Ivresse, l'Indigestion, la Colère, la Syncope, la Paralysie et l'Apoplexie.

Je sais fort bien que quelques professeurs distingués ont traité scientifiquement chacune des affections que je ne fais qu'esquisser, et par leurs savantes recherches, ont reculé les bornes des connaissances acquises jusqu'à ce jour; mais on me pardonnera d'avoir écrit cet opuscule d'une manière aussi concise, en considérant que je le destine uniquement à éclairer les gens du monde.

TABLEAU SYNOPTIQUE DES DIFFÉRENS GENRES D'ASPHYXIES.

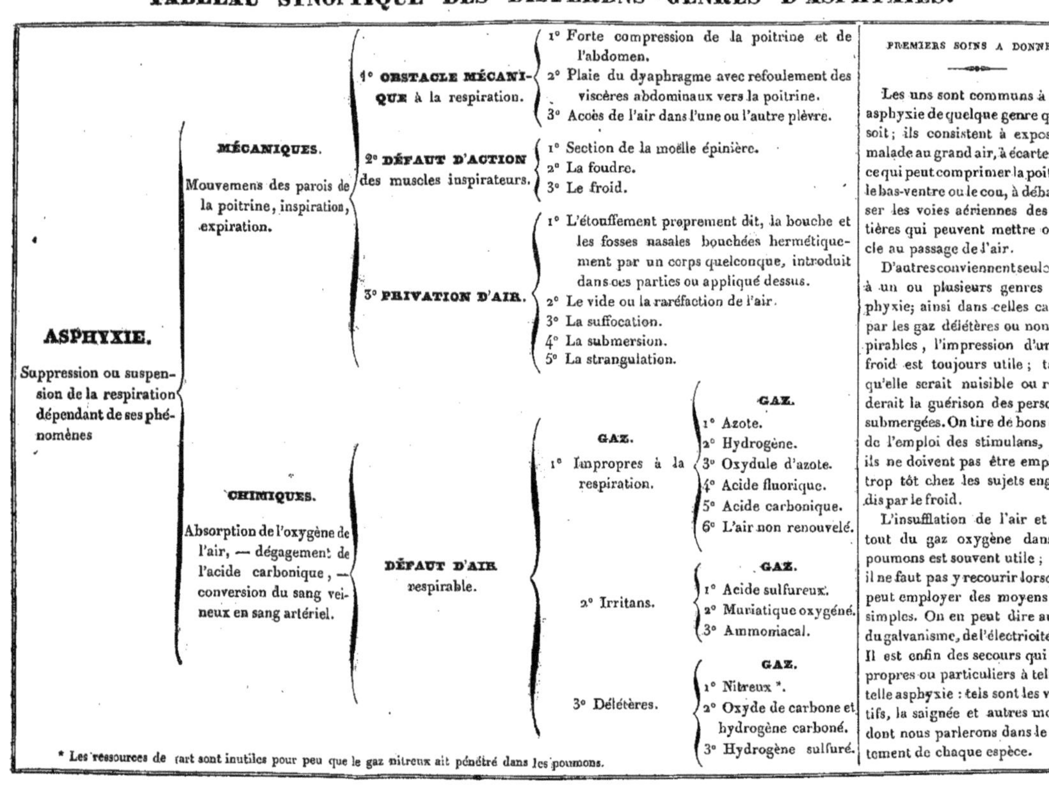

* Les ressources de l'art sont inutiles pour peu que le gaz nitreux ait pénétré dans les poumons.

DE

L'ASPHYXIE

EN GÉNÉRAL.

ASPHYXIE *, s. f., *asphyxia*, du grec ἀσφυξία, de *a* privatif et de σφυξις, pouls, dérivé de σφυζω, je bats. — Privation du pouls.

Siége. — Dans l'appareil respiratoire.

Caractère. — Suppression ou suspension de la respiration.

Dépendant de ses phénomènes mécaniques ou chimiques :

Phénomènes mécaniques. — Mouvemens des parois de la poitrine. — Inspiration et expiration.

---

* Dénomination impropre qui conviendrait plutôt à la syncope, mais que le temps a consacrée.

« Dans l'asphyxie, dit Bichat, la mort commence par le poumon.

« Dans l'apoplexie, par le cerveau.

« Dans la syncope, par le cœur. »

Phénomènes chimiques. — Absorption de l'oxygène de l'air. —Dégagement de l'acide carbonique. — Conversion du sang veineux en sang artériel.

Causes. — 1° Obstacle mécanique à la respiration.

Forte compression de la poitrine et de l'abdomen.—Plaie du dyaphragme avec refoulement des viscères abdominaux vers la poitrine. — Accès de l'air dans l'une ou l'autre plèvre.

Symptômes. — Très graves ; mort presque toujours imminente.

PREMIERS SOINS A DONNER.

Si, par suite de la rupture du diaphragme un viscère, tel que l'estomac, avait pénétré dans la cavité thorachique et fût la seule cause de l'asphyxie, le changement de situation du blessé pourrait faire reprendre la place à ce viscère.

2° Par défaut d'action des muscles inspirateurs.

La section de la moëlle épinière.—La foudre.—Le froid.

La respiration cesse immédiatement par le

déchirement ou la section de la moëlle épinière à la région cervicale, produit par une plaie ou par la luxation de la première vertèbre.

L'origine des nerfs intercostaux et diaphragmatiques explique ce phénomène contre lequel l'art est impuissant.

DES DIFFÉRENTES SORTES D'ASPHYXIES.

ASPHYXIE PRODUITE PAR LA FOUDRE.

La Foudre, qui quelquefois anéantit complètement et avec une extrême promptitude toutes les fonctions de la vie, peut aussi agir avec moins de violence et de rapidité, bien que son action soit générale. Alors il y a suspension des mouvemens volontaires, puis des mouvemens organiques.

Traitement. — Employez tous les stimulans *, même l'électricité **.

---

* Voyez, pour plus de détails, premiers secours à donner aux noyés, etc., page 16 de cet ouvrage.

** Struve conseille de creuser une fosse dans la terre fraîche, d'y mettre l'individu, de le couvrir de terre, en laissant seulement passer la tête. Je n'ai pas besoin de réfuter un pareil traitement qu'il serait imprudent d'employer.

ASPHYXIE PAR LE FROID.

Le Froid violent fait éprouver à ceux qui y sont exposés — un engourdissement général, — une forte propension au sommeil, bientôt suivie de perte de connaissance et de tous les signes apparens de la mort. Cet état peut durer vingt-quatre heures et même deux jours sans que le principe de la vie soit complètement éteint.

Premiers soins à donner. — Il est essentiel qu'ils soient sagement dirigés en procédant ainsi :

— Dépouillez le malade, — plongez-le dans la neige, — frottez légèrement avec cette substance, puis — avec des linges imprégnés d'eau à la glace, puis — avec de l'eau dégourdie, en dirigeant toujours les frictions à partir du cœur jusque vers les extrémités. Dès qu'un peu de chaleur se fait sentir et que les membres perdent de leur rigidité, transportez-le dans un lit non bassiné, continuez les frictions à sec ; lorsque la souplesse et la chaleur naturelles du corps sont revenues, ayez recours aux moyens excitans, tels que l'irrita-

tion des narrines avec les barbes d'une plume, la vapeur du vinaigre, de l'ammoniaque, l'administration d'une infusion aromatique, etc.

ASPHYXIE PAR PRIVATION D'AIR.

La privation d'air a lieu lorsqu'un obstacle
l'empêche de pénétrer dans les poumons ; le
vide ou la raréfaction de l'air, — la suffocation, — la submersion , — la strangulation ,
— peuvent aussi en être cause.

L'étouffement proprement dit a lieu lorsque la bouche et les narrines sont entièrement bouchées par un corps quelconque,
tel que de la filasse, du coton , du linge, du
papier ; nous avons malheureusement une
foule d'exemples où des enfans nouveau-nés
ont été asphyxiés par ce moyen.

Un corps agglutinatif peut encore être ap-
pliqué sur la face ; je citerai seulement un
exemple mémorable de ce genre d'asphyxie.

En 1829, la haute cour de justice (*Hig.
court of Justiciary*) d'Edimbourg a condamné
à mort le nommé William Burke, qui, de
complicité avec sa concubine, Hélène Mac-
Dougal, attirait chez lui des indigens, sous

prétexte de leur offrir un gîte ; les enivrait et profitait de leur sommeil pour les étouffer au moyen d'un masque de poix qui fermait exactement la bouche et le nez. Aucune trace de mort violente ne paraissant à l'extérieur, ce misérable vendait ensuite les cadavres à des chirurgiens d'Edimbourg, pour servir à leurs études anatomiques. Depuis le jugement on a découvert dans la demeure de Burke, au faubourg de Wert-Port, une collection considérable de vieux souliers, de vieilles bottes et de haillons dont il n'a pu expliquer l'origine.

ASPHYXIE PRODUITE PAR LA RARÉFACTION DE L'AIR.

La raréfaction de l'air atmosphérique a une grande analogie avec le vide que l'on obtient sous la cloche de la machine pneumatique. En effet, les personnes qui ont gravi de très hautes montagnes ou voyagé dans des aérostats, ont éprouvé des symptômes d'asphyxie très analogues à ceux que l'on fait subir aux animaux placés sous cette cloche.

Une très forte chaleur raréfie aussi l'air,

même au point d'incommoder les personnes qui y sont exposées ; l'expérience prouve que l'on ne passerait pas impunément d'un air très raréfié dans un air très dense.

ASPHYXIE PAR SUFFOCATION.

La suffocation peut avoir lieu lentement ou spontanément. — Lorsqu'une personne fait de vains efforts pour expulser un corps introduit dans la trachée artère, le passage de l'air n'étant interrompu qu'en partie, la respiration continue à s'exercer plus ou moins imparfaitement. On observe alors les symptômes suivans : toux, — convulsions, — coloration, injection, lividité de la face. — Après la mort qui est presque toujours imminente, — les poumons sont gorgés de sang et de matières écumeuses, — le cœur est très distendu.

Si l'entrée des voies aériennes est totalement obstruée, il y a perte du mouvement et du sentiment ; — visage rouge, — yeux fixes et proéminens ; — la contractilité du cœur se conserve assez long-temps, ses mouvemens cessent les derniers, les poumons moins engorgés ne contiennent pas de matière écumeuse. — Il y a beaucoup plus d'espoir de guérison.

Causes. — 1° L'introduction d'un corps étranger dans * — le larynx, — la trachée artère, tel que : — portion d'aliment, — vers, — pus, — mucosités, — matière quelconque.

2° La compression exercée sur la trachée artère par un corps arrêté dans l'œsophage **, — une tumeur de la thyroïde, — la glotte bouchée par une excroissance formée sur les parties voisines, — la fausse membrane qui survient dans le croup.

Traitement ***. — Extraire le corps étranger dont la présence détermine la suffocation, — employer les irritans si le malade reste dans un état apparent de mort, — pratiquer une saignée, — administrer un vomitif si le cas l'exige.

---

* Anacréon est mort d'un pepin de raisin engagé dans la glotte.

** En 1780, à l'âge de 29 ans, l'infortuné poète Gilbert, affecté d'aliénation mentale, et couché à l'Hôtel-Dieu de Paris, dans la salle des fous, avala la clef de sa cassette, qui s'arrêta dans l'œsophage. Il mourut vingt-quatre heures après. Aucun secours ne lui fut administré durant sa longue et douloureuse agonie, attendu qu'on croyait qu'il déraisonnait lorsqu'il s'accusait d'avoir avalé la clef.

*** C'est au médecin seul à prononcer sur l'urgence des secours à donner.

ASPHYXIE PAR SUBMERSION.

La submersion peut avoir lieu dans l'eau ou dans d'autres liquides *.

Symptômes. — Pouls faible et fréquent, gêne dans la poitrine ; le sujet s'agite et cherche à gagner la surface du liquide ; une certaine quantité d'air sort de ses poumons, l'anxiété augmente, le pouls s'affaiblit ; il se débat avec plus de violence, une nouvelle quantité d'air sort de sa poitrine ; efforts pour respirer, l'eau s'introduit dans la bouche et de là dans la trachée artère ; la peau se colore en bleu, surtout vers la face et les lèvres, le pouls s'arrête peu à peu, perte du sentiment et du mouvement.

Ces phénomènes se succèdent avec plus ou moins de rapidité, suivant que le sujet s'élève ou non à la surface du liquide pour y respirer. — Ils sont très prompts et l'asphyxie arrive au bout de trois minutes, lorsque le sujet est retenu dans le liquide.

A l'ouverture du corps, les cavités droites du cœur et les gros vaisseaux qui en naissent

---

* On cite l'exemple d'un Anglais qui s'est noyé dans une tonne de rhum.

ou qui s'y rendent sont distendus par une grande quantité de sang noir; les cavités gauches en renferment beaucoup moins et sont quelquefois presqu'entièrement vides; l'irritabilité du cœur n'est pas complètement éteinte surtout dans le ventricule et l'oreillette droits; les poumons contiennent beaucoup de fluide écumeux; les veines et les artères pulmonaires sont remplies de sang noir; la surface externe du cerveau est d'une couleur plus obscure que de coutume; mais ses vaisseaux ne sont point gorgés de sang et on n'aperçoit pas d'extravasation sanguine dans sa substance.

Lorsque le corps est resté long-temps plongé sous l'eau, il se fait un suintement rougeâtre par le nez; une écume sanguinolente remplit la bouche et se montre même à l'extérieur; le ventre est ballonné, la peau a pris une teinte plombée; la putréfaction s'empare très vite du cadavre.

Premiers soins à donner *. — Transportez

---

* Ces secours doivent être administrés, le plus promptement possible, dans le bateau même qui aura servi à pêcher la personne noyée, sur le rivage, ou dans un endroit propre et commode, si l'on peut s'en procurer un.

le noyé sur un brancard, une civière ou dans quelque voiture où il soit commodément ; sur une charrette dans laquelle on aurait mis de la paille ou un matelas, en observant de le laisser couché sur le côté, la tête à découvert et un peu relevée ; deux ou plusieurs personnes peuvent aussi le porter couché sur leurs bras ou assis sur leurs mains jointes.

Gardez-vous de lui imprimer de fortes secousses ou de le suspendre par les pieds.

Avant de le coucher dans un lit, coupez ses vêtemens humides avec des ciseaux ; ôtez-les avec beaucoup de précaution et de célérité ; le lit doit être un peu élevé vers la tête, mais placé bas, afin que l'on puisse faire plus facilement les manœuvres nécessaires.

Assurez-vous si le noyé n'a aucune blessure grave.

Réchauffez son corps, lentement, et du centre vers les extrémités, avec des linges chauds ; placez sur l'épigastre une vessie pleine d'eau chaude et des sachets remplis de cendres ou de sablons chauds ; mettez même de la cendre chaude sur la peau ; placez aux pieds des briques chaudes ou de l'eau chaude dans une boule d'étain ou dans une bouteille bouchée. Faites des frictions sur tout le corps d'abord avec la main nue ou armée d'une brosse, d'un morceau de flanelle plus ou moins chaud, ensuite avec un linge ou un morceau de laine imbibé d'une liqueur excitante et spiritueuse, telle que le vinaigre, l'eau-de-vie camphrée, l'eau de Cologne, l'alcali volatil, etc.; approchez du nez des substances semblables, le vinaigre radical, l'ammoniaque, la vapeur de soufre ou le gaz acide muriatique oxygéné *; chatouillez l'intérieur des narrines et les lèvres avec les barbes d'une plume. La déglutition ne peut s'opérer que lorsque la personne asphyxiée a commencé à respirer; c'est pour cela qu'il serait dangereux d'introduire auparavant quelque liquide dans la bouche, parce qu'il pourrait causer un nouvel obstacle à la respiration en s'introduisant dans la trachée artère.

Pour éviter cet inconvénient faites parvenir dans l'œsophage par les narrines une sonde de gomme élastique, dans laquelle vous verserez quelques cueillerées d'une potion stimulante.

---

* Ayez soin d'éloigner de temps en temps les gaz ou les vapeurs pour laisser accès à l'air atmosphérique.

Il est mieux cependant de recourir aux lavemens irritans avec de l'eau et du vinaigre, une dissolution de sel de cuisine, une décoction de tabac ; introduisez aussi de la vapeur de tabac dans l'anus.

Insufflez de l'air * dans les poumons avec la bouche appliquée sur celle du malade, avec un soufflet ou au moyen d'une sonde de gomme élastique introduite par une narrine, l'autre étant bouchée.

On doit long-temps insister sur ces moyens, car ils ont été couronnés de succès au bout d'une demi-heure, d'une heure d'attente et de soins que l'on croyait infructueux.

PREMIERS SIGNES DE VIE **.

Légers mouvemens aux muscles, des paupières, du visage, petite rougeur qui se répand sur les lèvres et les joues, plus grande souplesse de la peau, chaleur à la région précordiale, petit bruit dans la gorge et le bas-

---

* Examinez avec soin les narrines et l'arrière-bouche pour vous assurer si des mucosités ne les obstrueraient pas.

** L'auscultation pratiquée, soit à l'aide du stétoscope, soit avec l'oreille appliquée sur la région précordiale, et à différens points de la poitrine, peut aider puissamment à faire reconnaître si la personne est vivante ou non.

ventre; léger soupir qui se renouvelle au bout de quelques minutes.

Redoublez alors de soins et de zèle, mais toujours avec ménagement et prudence. Dès que le malade pourra avaler, donnez-lui quelques cueillerées d'une infusion aromatique théiforme, de vin et d'eau, d'oxycrat, ou d'eau-de-vie affaiblie.

Souvent après que le noyé a été rendu à la vie, il reste pendant un certain temps sans connaissance, ayant de la fièvre et autres symptômes plus ou moins graves, qui doivent être traités d'après les indications qui se présentent.

La trachéotomie n'offre pas de grands avantages pour l'insufflation de l'air, et doit être rarement pratiquée.

Il en est de même de la saignée dans ce genre de suffocation.

Le vomissement ne doit être excité que lorsqu'il est indiqué par quelqu'état particulier de l'estomac, et qu'on n'a plus à craindre une congestion vers le cerveau.

LA STRANGULATION.

La strangulation, ou étranglement, a lieu

lorsque le cou est fortement serré par un lien quelconque ou à l'aide des mains appliquées ; elle peut aussi être causée par la suspension.

Il y a resserrement de la trachée artère, stagnation du sang veineux dans les vaisseaux de la tête, par suite de la compression des veines jugulaires.

Symptômes. — Mouvemens convulsifs, le visage se gonfle, les yeux deviennent saillans, la langue se tuméfie et sort en partie de la bouche, le pénil entre en érection, le scrotum paraît ecchymosé, bientôt le pouls cesse de se faire sentir ainsi que tout mouvement.

Au rapport de ceux qui ont été rappelés à la vie, lorsqu'on est dans cet état on n'éprouve aucune douleur, mais un sentiment d'engourdissement général qui ne tarde pas à être suivi de la perte totale de la connaissance ; extension, raideur des membres, extrémités froides et violettes. Quelques uns disent avoir aperçu une espèce de flamme à laquelle a succédé une obscurité complète.

Les individus qui ont succombé et dont on a fait l'ouverture ont présenté un engorgement des vaisseaux du cerveau, quelquefois même un épanchement sanguin ou sérieux à l'intérieur du crâne, les poumons et le cœur, surtout les cavités gauches de ce dernier organe, sont gorgés de sang noir ; le corps conserve fort long-temps sa chaleur naturelle.

Traitement.—Le même que celui employé pour les noyés, excepté qu'il n'est pas nécessaire de réchauffer le corps, à moins qu'il n'ait été exposé à l'air par un temps très froid.

La saignée locale ou générale est souvent avantageuse à cause de l'engorgement des vaisseaux du cerveau.

ASPHYXIES PAR DÉFAUT D'AIR RESPIRABLE.

Elles sont de trois sortes, suivant que les gaz sont impropres à la respiration, irritans ou délétères. (Voyez le tableau synoptique.)

Je ne m'occuperai que de celles auxquelles les hommes sont le plus exposés, telles que l'asphyxie produite par le gaz acide carbonique, par l'air non renouvelé, par la vapeur du charbon, et enfin celle connue vulgairement sous le nom de plomb, asphyxie des fosses d'aisance.

ASPHYXIE PAR LE GAZ ACIDE CARBONIQUE.

Appelé autrefois air méphitique, et méphitisme l'asphyxie qu'il produit. On a confondu avec cette asphyxie celle produite par les gaz azote hydrogène carboné. Ainsi c'est faussement qu'on lui a attribué certaines asphyxies des fosses d'aisance, et les accidens produits par la vapeur du charbon ; mais c'est à lui que sont dus ceux qu'on observe chez les brasseurs *, dans les celliers, au-dessus des cuves en fermentation, dans les fours à chaux et dans certaines cavités souterraines,

* Je ne puis m'empêcher de citer ici un exemple d'asphyxie par la bierre en fermentation, rapporté par le *Journal de Paris* du 9 mars 1830.

« Un événement fâcheux, dit-il, vient d'arriver à Avesnes, le 1er mars, vers 9 heures du soir. Le sieur Picard, aubergiste de cette ville, descend dans sa cave où l'on avait placé une assez grande quantité de bierre en fermentation. Sa femme, ne le voyant pas remonter, y descend et ne reparaît point ; sa belle-sœur, inquiète, va pour s'assurer de ce qui occasionne leur retard ; elle ne remonte pas. Les gens de la maison s'effraient ; on crie au secours. Il survient trois soldats du poste de la porte de France, voisin de cette maison ; ils descendent dans la cave, et, comme les trois autres, y tombent asphyxiés ; personne ne voulait plus descendre. Le sieur Durœule, brasseur, se dévoue ; il est obligé de remonter pour respirer ; une nouvelle tentative est plus heureuse ; enfin il parvient à retirer de cette cave, qui, à ce qu'il paraît, n'a point de soupirail, les six personnes qui s'y trouvaient et auxquelles on s'empresse de porter tous les secours. Malheureusement il n'était plus temps pour l'un des soldats ; cet infortuné avait péri ; quelques minutes plus tard les cinq autres personnes auraient eu le même sort. »

telles que la grotte du Chien, près de Naples, et celle du même nom près de Clermont en Auvergne.

Mêlé à l'air atmosphérique, dans la proportion de deux ou trois centièmes, il n'est pas nuisible. Il asphyxie très vite lorsqu'il est mêlé à quatre fois son volume de gaz oxygène, ou lorsqu'il forme la cinquième partie de l'air ambiant.

L'irritabilité musculaire et la chaleur naturelle se conservent très long-temps dans les corps des personnes asphyxiées par ce gaz ; les vaisseaux sanguins, et particulièrement ceux du poumon, sont gorgés de sang.

Soins à donner. — L'exposition au grand air suffit le plus ordinairement. On peut exciter doucement une réaction, en jetant de l'eau froide au visage ou sur l'épigastre, en approchant du nez, du vinaigre, de l'alcali volatil. Administrez, du reste, tous les secours conseillés pour les cas d'asphyxie par suffocation.

Le seul signe vraiment caractéristique de la mort est la raideur générale des muscles.

ASPHYXIE PAR L'AIR NON RENOUVELÉ.

C'est à l'azote et particulièrement au gaz

acide carbonique que l'on doit attribuer ce genre d'asphyxie. Nous en avons un grand nombre d'exemples, parmi lesquels on peut citer en première ligne celui de nos braves soldats morts asphyxiés dans les prisons trop étroites et peu aérées de Plimouth et de Porstmouth, où les Anglais les avaient entassés.

Les soins à donner consistent principalement à renouveler l'air. On peut d'ailleurs employer les mêmes moyens que pour les autres cas d'asphyxie, suivant la nature des symptômes.

Il est très important que les établissemens publics destinés à contenir une grande quantité d'hommes et à être éclairés par beaucoup de lumières, soient construits de manière à ce que l'air puisse être renouvelé par des ventilateurs ; il faut aussi que les plafonds soient très élevés : ce précepte doit être mis en pratique pour les salles de spectacle, les bazars, les ateliers, les usines, etc.

ASPHYXIE PAR LA VAPEUR DU CHARBON EN IGNITION DANS L'AIR.

Le gaz oxyde de carbon et le gaz hydrogène carboné contribuent à cette asphyxie, car ils se dégagent en même temps du charbon qui commence à brûler dans l'air; leur action sur l'économie est rarement subite, du moins quand ils sont mêlés à une grande quantité d'air atmosphérique dans un lieu peu clos.

Symptômes. — Mal de tête violent, — sentiment de compression à la région des tempes, — vertiges, — palpitations. — bourdonnement d'oreilles, — nausées, — respiration très difficile;—la vue se trouble et se perd entièrement, les forces manquent; la chute est inévitable.

Premiers soins à donner. — Exposez le malade au grand air; ôtez-lui une partie de ses vêtemens, sans craindre le froid qui ne peut lui être nuisible ; faites avaler, s'il est possible, du vinaigre affaibli avec trois parties d'eau; frottez-lui le corps avec des linges imbibés dans de l'eau vinaigrée; faites donner un lavement à l'eau froide *; — si ces secours sont insuffisans et que l'asphyxié ne puisse rien avaler et soit plongé dans un profond assoupissement, surtout si le visage est rouge, les lèvres gonflées et les yeux sail-

---

* Gardez-vous bien de placer le malade dans un lit chaud et de lui administrer aucune liqueur alcoolique.

lans, pratiquez une saignée, soit du pied où du bras, mais préférablement de la jugulaire; du reste, employez les autres moyens décrits plus haut.

PLOMB, ASPHYXIE DES FOSSES D'AISANCE.

C'est au gaz hydrogène sulfuré qu'est due cette asphyxie.

Symptômes.—1° La mort arrive subitement et instantanément; 2° un état de mort apparente subsiste plus ou moins long-temps; 3° des symptômes plus ou moins graves se manifestent, tels que—malaise particulier, douleur à l'estomac et dans les jointures,—gêne de la respiration,—assoupissement,—délire,—convulsions,—perte de la mémoire.

Après la mort, 1° le sang, qui est abondant dans les vaisseaux, se trouve noir et épais; 2° les muscles sont également noirâtres et dépourvus de leur contractilité; 3° toutes les parties molles se déchirent facilement et passent très promptement à la putréfaction; 4° les bronches et les fosses nasales sont enduites de mucosités visqueuses et brunâtres.

Ce n'est pas seulement lorsqu'il est introduit dans les poumons que ce gaz délétère cause l'asphyxie ou la mort, il suffit qu'une portion assez considérable du corps y soit plongée un certain temps.

Premiers soins à donner. —Exposez l'asphyxié au grand air, dépouillez-le de ses habits en les coupant comme dans le cas d'asphyxie par submersion; lavez-le avec de l'eau froide à laquelle vous aurez ajouté du chlorure de sodium ou du vinaigre. Un vomitif peut être administré dans les premiers momens ; c'est pour cela que les vidangeurs ont l'habitude de faire prendre à leurs camarades asphyxiés plusieurs cuillerées d'huile d'olive et ensuite un peu d'eau-de-vie.

Pour désinfecter les fosses d'aisance on se sert avec avantage du chlorure de sodium étendu dans de l'eau.

ASPHYXIE DES NOUVEAU-NÉS.

Causes. — Accouchement laborieux dans lequel la mère a perdu beaucoup de sang, — extrême faiblesse du fœtus, — compression du cordon ombilical *.

* Cet accident est plus commun lorsque l'enfant vient par les pieds.

Symptômes. — Pâleur, lividité, chairs flasques. — Point de battement le long du cordon ombilical ni à la région du cœur. — Le fœtus ne respire pas.

Premiers soins à donner. — Ne pratiquez pas de suite la section du cordon ombilical. Plongez l'enfant dans un bain d'eau tiède, à laquelle vous aurez ajouté du vin. — Visitez la bouche et les narrines pour voir si quelques caillots de sang ou des mucosités ne mettent point obstacle à l'entrée de l'air dans les poumons. — Excitez l'éternuement en passant légèrement les barbes d'une plume dans les narrines. — Insufflez de l'air dans les poumons. — Employez aussi, mais avec beaucoup de ménagement, le pincement de la peau, les ventouses, le froid.

IVRESSE.

CONSIDÉRATIONS GÉNÉRALES.

Le mot ivresse dérive de ivraie, *lolium temulentum*, à cause de ses effets analogues, ou du grec *ϋϐρις*, *injuria*, parce que l'homme ivre est disposé à proférer des injures.

C'est une folie volontaire*, une exaltation des forces vitales et intellectuelles produites par des liqueurs alcooliques, dont l'excès amène le délire, — le coma, — et trop souvent la mort.

Causes. — Toutes les liqueurs fermentées prises avec excès peuvent produire l'ivresse.

Le mélange de plusieurs vins enivre plus vite que la même quantité de l'un de ces vins bue seule.

Symptômes. — Je les divise en trois degrés.

Premier degré. — La raison préside encore

* Sénèque. Gallien.

à toutes les actions; le front se déride, la joie
y brille, on se sent pénétrer d'une vigueur
nouvelle; tous les organes acquièrent un bien-
être inconnu, le pouls est précipité; la face se
colore, une chaleur agréable s'y fait sentir;
les yeux sont plus animés, ils étincellent de
plaisir; tous les mouvemens s'exécutent avec
plus de promptitude et d'agilité; la conversa-
tion est plus franche, l'esprit plus vif, l'élocution
plus facile.

On commence à parler beaucoup, on va
devenir indiscret.

Deuxième degré.—Les propos enjoués sont
suivis de propos diffus, sans ordre et sans
circonspection; éclats de rire immodérés,
chants obscènes, actions brutales; démarche
vacillante, incertaine; la langue se gonfle,
devient embarrassée; une salive épaisse en
gêne les mouvemens; la parole se perd, un
hoquet fréquent la rend difficile; les yeux
s'obscurcissent, un bruissement continuel
fatigue les oreilles, les traits se dépriment,
tous les muscles s'affaissent et perdent presqu'entièrement leur mobilité; le désordre
intellectuel répond au désordre extérieur,
les actions ne peuvent plus exciter que la

pitié. — La raison et l'esprit semblent s'être éclipsés, il leur succède un délire quelquefois furieux ou qui approche de l'idiotisme ; les forces s'anéantissent, le corps ne peut plus se soutenir; il chancelle, il tombe; la respiration devient stertoreuse ; les vertiges vont en augmentant; un tremblement des lèvres, une pâleur de visage presque cadavéreuse accompagnent d'énormes vomissemens; les sphincters se relâchent, l'émission des urines et des excrémens devient involontaire ; heureux quand un sommeil profond vient rendre les fonctions à leur mode primitif.

Le lendemain la tête est pesante et douloureuse , la langue est chargée , la bouche pâteuse; il y a soif, dégoût pour les alimens, lassitude extrême.

Troisième degré. — Les symptômes s'aggravent; on voit survenir le délire furieux, les convulsions, le coma, l'apoplexie, enfin la mort.

Le tempérament, le sexe, l'âge, l'habitude, la haine, la colère, le climat, la saison , la quantité et la nature des liqueurs alcooliques influent d'une manière particulière sur les accidens de l'ivresse et déterminent plus ou moins prompiement le degré auquel elle est portée.

Durée. — Abandonnée à elle-même, elle dure ordinairement six à huit heures; quelquefois une émotion vive de l'ame peut la dissiper tout à coup.

L'air l'exaspère et augmente sa durée.

Les maladies avec lesquelles on peut confondre l'ivresse, sont l'apoplexie sanguine, la contusion, la commotion et la compression du cerveau.

On reconnaîtra l'assoupissement par ivresse, à l'haleine, à la sensibilité, à la nature des vomissemens, à l'absence de plaie à la tête, au physique, aux mœurs, aux habitudes, à la profession du malade, au rapport des assistans, enfin à toutes les circonstances commémoratives.

Soins à donner. — Le premier degré de l'ivresse n'exige presque jamais de traitement; cependant de l'eau sucrée ou un thé léger pourraient en dissiper assez promptement les effets.

Dans le deuxième degré, si les symptômes de l'indigestion sont intenses, on couchera le malade sur le ventre ou sur le côté, et non pas sur le dos *; la tête sera élevée sur un oreiller, et dans cette position on excitera les vomissemens, soit en le gorgeant d'eau sucrée ou en titillant la luette.

Le lendemain, la diette, un thé léger, un régime sage le ramèneront peu à peu à sa manière de vivre habituelle.

Le traitement du troisième degré de l'ivresse est relatif à la nature des accidens.

Si le coma, les convulsions ou l'apoplexie ** survenaient, on administrerait le traitement convenable à ces affections.

Une infusion de café, des potions éthérées, des lotions faites avec l'eau froide et le vinaigre sur la surface du corps, les bains froids ***

---

* Il est extrêmement important qu'un homme ivre soit placé convenablement au moment du vomissement; car les alimens solides ou liquides, rejetés par l'estomac, pourraient rester dans la bouche en plus ou moins grande quantité, et causer la suffocation en s'introduisant dans la trachée artère au moment de l'inspiration.

** Il faut prendre garde de confondre l'apoplexie sanguine avec celle produite par l'ivresse; car, dans cette dernière, la saignée pourrait être dangereuse, et il faudrait administrer un vomitif pour vider l'estomac.

*** Il n'est pas rare de voir des individus complètement ivres tomber à l'eau et être tout à coup aussi récens que s'ils n'avaient pas bu.

(Trotter. *Medicina nautica aquæ illapsos subito resipiscere.*)

ont successivement été conseillés par des auteurs très recommandables.

Dans des cas d'ivresse au 1er, 2e et même au 3e degré, lorsqu'il y avait des convulsions assez graves pour causer des inquiétudes, à l'exemple de M. Girard, de Lyon, j'ai employé l'ammoniaque (alcali volatil fluor) avec des succès étonnans, à la dose de 8, 10, 12 gouttes dans un verre d'eau sucrée. Dailleurs voici quelques observations insérées par ce praticien distingué dans le *Journal général de Médecine*, page 166, tome 73.

OBSERVATIONS.

Mlle Sophie C...., âgée de 18 ans, d'une bonne constitution, se laissa trop entraîner au plaisir de boire du vin blanc ; elle s'enivra ; ses jambes chancelaient sous elle, son regard était très animé ; elle disait si plaisamment tout ce qui lui passait par la tête qu'elle causait une gaîté vive à toutes les personnes qui l'entouraient. On lui fit boire un demi-verre d'eau sucrée dans lequel on ajouta : alcali volatil fluor, 6 gouttes ; à l'instant l'ivresse fut dissipée et cette demoiselle rendue à son état ordinaire.

Une dame, âgée de 22 ans, ayant bu par étourderie trois à quatre verres de vin, donna de suite des preuves d'affection mentale. Lorsqu'on fit appeler le médecin, cette scène durait depuis deux heures. Cette dame avait les yeux fermés, la figure très pâle, les dents serrées ; elle paraissait ne rien entendre, ou du moins elle ne répondait à aucune question. Assise sur une chaise, elle se soulevait de temps en temps ; ses bras se raidissaient, son cou se gonflait ; elle tenait des propos décousus. On profita d'un moment de calme pour lui verser dans la bouche trois ou quatre cuillerées d'un mélange d'environ 20 gouttes d'alcali volatil fluor dans un verre d'eau. Au bout de moins de cinq minutes cette dame ouvrit les yeux, devint calme, et demanda la cause du trouble qui semblait se passer autour d'elle ; elle passa une bonne nuit et il ne lui restait le lendemain que la honte de l'excès auquel elle s'était livrée la veille.

Un chapelier, âgé de 16 ans, dans l'inten-

tion de savoir de quel genre d'ivresse il serait affecté, boit environ une pinte de différentes liqueurs ; il en fut quitte ce jour-là
pour avoir la tête pesante et une grande propension au sommeil ; il fut se coucher et dor-
mit profondément toute la nuit. Mais à son
reveil il ressentit une céphalalgie sus-orbitaire
intolérable , des étourdissemens en voulant
s'asseoir sur son lit, et de légers tremblemens
de bras ; il se croyait empoisonné. On lui fit
avaler huit gouttes d'alcali volatil fluor, dans
une tasse d'eau ; à l'instant presque tous les
accidens cessèrent pour ne plus revenir.

A la suite d'un repas copieux dans lequel
les vins étrangers, les liqueurs, le punch, n'a-
vaient point été épargnés, un jeune homme
se trouva complètement ivre. Assis sur une
chaise il avait les membres si faibles qu'à
peine pouvait-il leur faire exécuter quelques
légers mouvemens, son corps tombait toujours
en avant. On fut obligé de lui passer une ser-
viette sur la poitrine et de la nouer derrière
sa chaise ; il ne disait que quelques mots que
l'on ne pouvait comprendre. On fit prendre
quelques gouttes d'alcali fluor dans un verre

d'eau, à ce jeune homme, qui revint bientôt à lui. Il se plaignait seulement d'une ardeur extrême dans le pharynx, parce que sans doute la dose d'alcali volatil était trop forte : heureusement cet accident n'eut aucune suite.

DÉLIRE DES BUVEURS (*Delirium tremens*).

Je n'ai pas voulu terminer ce chapitre sur l'ivresse sans parler du délire des buveurs, affection très grave qui atteint les personnes habituées à s'enivrer, et qui est par conséquent plus commune dans les pays froids et les quartiers populeux des grandes villes, où l'on abuse des liqueurs alcooliques.

Symptômes. — Perversion des fonctions de l'entendement, dans laquelle le malade associe des idées incompatibles et prend ces idées ainsi alliées pour des vérités réelles. Par exemple : il voit des cavaliers dans sa chambre, ou des voleurs prêts à le dévaliser. Souvent ce sont des scènes érotiques qu'il voit se passer sous ses yeux. Est-il à la campagne, il voit des troupeaux qui embarrassent son chemin, des chiens prêts à le dévorer, etc., etc.

Le malade s'irrite, s'agite ; il parle avec feu aux objets qu'il croit voir, et, pour fuir leur obsession, veut changer continuellement de lieu. Il s'emporte contre les personnes qui cherchent à s'opposer à sa volonté, et l'on a beaucoup de peine à le contenir. Il y a privation complète de sommeil. Cette affection se termine souvent par la paralysie, surtout chez les vieillards.

Traitement. — L'isolement complet suffit quelquefois pour calmer le malade et le rendre au sommeil et à la raison. Cependant, s'il était insuffisant, on pourrait y joindre le traitement employé par le docteur Paulé, et que j'ai eu occasion d'expérimenter souvent et avec succès dans ma clientelle située au centre d'un quartier industriel et très populeux. Voici en quoi il consiste :

Prescription. — Légers purgatifs, parmi lesquels on doit préférer les sels neutres, tels que le sulfate de soude et de magnésie, sans ou avec addition de tartre stibié ; l'un ou l'autre de ces sels sera administré à une dose suffisante pour provoquer six à huit évacuations alvines ; ce qui diminue ordinairement la turgescence vers la tête. Cependant si l'excitation cérébrale ne cessait pas, il faudrait appliquer quinze à vingt sangsues aux tempes et au front, et faire sur la tête des applications d'eau froide vinaigrée ou de glace pilée. La saignée générale est plutôt nuisible qu'utile, à cause de la prostration des forces et de l'augmentation du délire qui en résulte ordinairement. Après l'emploi de ces premiers moyens, on en vient à l'administration de l'opium, qui est un véritable spécifique dans ce cas, mais ne doit pas être administré à dose croissante, ainsi que l'ont fait beaucoup de médecins. On donne d'abord, toutes les trois heures, un grain d'opium, soit seul, soit uni à des substances qui répondent aux circonstances accessoires. Si le pouls reste encore plein, fréquent et fort, et que les évacuations alvines, d'abord provoquées, se suppriment, on ajoute à chaque dose d'opium vingt à vingt-cinq grains de sulfate de potasse, en continuant toujours les fomentations froides sur la tête. Quand après un délai de seize à vingt-quatre heures on n'observe point de rémission dans les symptômes, ni de disposition au sommeil, on prescrit deux grains d'opium à prendre de quatre en quatre heures, avec addition de sulfate de potasse, si cela devient nécessaire. Ce traitement doit être continué jour et nuit, jusqu'à ce qu'il se manifeste de la fatigue, de l'abattement, une disposition au sommeil; et, en général, on parvient bientôt à produire un sommeil critique qui est suivi de la guérison.

Quelquefois le delirium prend un caractère de malignité; le pouls s'affaisse subitement, la face devient grippée, la respiration difficile; une sueur froide couvre la peau; dans ce cas il faut augmenter la dose d'opium et en donner deux grains toutes les deux ou trois heures, en y ajoutant des stimulans, comme la racine d'Angélique, la serpentaire, l'arnica, le carbonate d'ammoniaque, le camphre, les huiles volatiles, l'éther, le musc; à l'extérieur, les synapismes, les vésicatoires, les lotions stimulantes.

Traitée selon les règles qui viennent d'être indiquées, la maladie ne persiste jamais au delà de quatre jours. Ordinairement le sommeil critique se manifeste le deuxième ou le troisième, et avec lui le passage à la convalescence. Chez les malades soignés par ce traitement, le minimum de la quantité d'opium, né-

cessaire pour obtenir la guérison, a été de dix
grains, et le maximum de trente. Si le premier sommeil n'est pas suivi d'une guérison
complète, et que le malade se plaigne encore
de faiblesse, d'inappétence, d'agitations dans
le sommeil, on continue de donner l'opium
à petites doses éloignées, un grain matin et
soir, avec quelque stimulant dans les inter-
valles, et la guérison ne tarde ordinairement
pas à se consolider.

INDIGESTION.

INDIGESTION, s. f., *indigestio*, *prava coctio*, dépravation de la digestion. Les Grecs l'ont divisée, 1° en apepsie, absence presque totale de digestion ; 2° bradipepsie, digestion lente ; 3° dyspepsie, digestion difficile.

Caractère. — L'indigestion proprement dite est un trouble passager et subit de la digestion.

Causes. — Les maladies ou les vices des organes autres que ceux de la digestion peuvent troubler cette fonction. Ainsi le foie, la rate, le pancréas, le mésentère, etc., engorgés, squirreux, cancéreux, y causent un trouble manifeste, en pressant l'estomac ou les intestins ; il en est de même des adhérences contre nature entre les viscères qui servent à la digestion, ou seulement entre ceux qui leur sont contigus. Les affections du cerveau, des poumons, de la matrice, de la vessie, de la peau, même un refroidissement subit de cette dernière, peuvent empêcher la digestion de se faire.

Le vice ou les maladies des organes digestifs peuvent empêcher la digestion ou la troubler. Ainsi la mastication se fait mal ou point, et les digestions sont laborieuses, lorsque les joues sont enflammées, paralysées, perforées, détruites, ou lorsque les dents sont vacillantes, douloureuses ou tombées *.

L'inflammation, l'ulcération ou la privation de la langue, la destruction ou la perforation ** du palais, ou du voile du palais, nuisent à la mastication et à la déglutition. Le rétrécissement, la paralysie ou l'ulcération du pharynx et de l'œsophage, une tumeur qui presserait ce conduit, nuiraient au passage des alimens ***.

Le déplacement de l'estomac, les maladies de ses membranes, leur faiblesse, leur irritabilité nerveuse, le mauvais état des sucs

* Cependant cet accident nuit peu aux digestions des vieillards dont les gencives sont solidifiées.

** On remédie à cet accident en plaçant un obturateur.

*** Dans ce cas une sonde de gomme élastique, introduite dans l'œsophage, sert à faire parvenir les alimens dans l'estomac.

qui s'y rencontrent, causent des altérations
graves dans la digestion. Il en est de même
dans les affections des intestins, qui sont semblables à celles de l'estomac; seulement dans
les mêmes circonstances, au lieu de vomissemens, il y a des diarrhées bilieuses, mu-
queuses ou lyentériques.

La nature *, la qualité, la quantité et la température des alimens peuvent empêcher la
digestion.

Les boissons à la glace, la mauvaise qualité
d'un aliment, la manière dont il est apprêté,
le défaut de cuisson, des substances âcres,
peuvent causer des indigestions. L'abus des
alimens solides est moins dangereux que celui
des liquides.

La digestion peut être troublée lorsque l'on
prend des alimens après un exercice violent,
un accès de colère, de chagrin, de joie, etc.
Il en est de même si l'on mange avec trop de
précipitation, sans mâcher, sans boire convenablement, ou si après le repas on se livre

* Voyez, pour plus amples renseignemens, l'excellent ouvrage
publié par M. le docteur Charles Londe, membre de l'Académie
royale de Médecine, sur les propriétés nutritives et la digestibi-
lité des alimens.

immédiatement à des travaux de corps ou d'esprit, à des passions ; à cette époque, l'impression d'un air froid, l'immersion dans l'eau froide, l'orage, les odeurs fortes, les gaz délétères, les vapeurs * salées de la mer, le roulis, les chutes, les contusions, les blessures, l'accouchement, etc., causent des indigestions.

L'heure des repas, leur régularité, l'uniformité des alimens ingérés, ne sauraient être dédaignés. Manger trop tard et se coucher immédiatement causent de mauvaises digestions, rendent le sommeil laborieux, donnent mauvaise haleine.

Les digestions sont lentes ou rapides. Les enfans digèrent très vite ; les personnes âgées et celles qui prennent peu d'exercice ont les digestions longues et pénibles.

Les indigestions peuvent être stomachiques, intestinales, complètes, incomplètes, simples, compliquées ou accidentelles ; il peut y

---

* Le mal de mer, disent quelques auteurs, n'est qu'une suite de mauvaises digestions pendant quelques jours.

Il est cependant plus rationnel de le considérer comme occasionné par le balottement des viscères abdominaux ; car les symptômes sont analogues à ceux éprouvés par les personnes placées sur une escarpolette mise en mouvement.

avoir un trouble continuel de la digestion
(dispepsie) pendant des mois et même des
années. Cet état dépend souvent de la lésion
organique de quelque viscère qui concourt à
la digestion; il peut aussi être causé par une
névrose. Les indigestions peuvent avoir lieu
avec ou sans évacuation; les premières sont
moins dangereuses.

Symptômes.—Sentiment de plénitude, de pe-
santeur et de gêne * à l'estomac; dégoût, nausées, gêne de respirer, céphalalgie, hoquets,
éructations, vomissemens, borborygmes, vents,
diarrhée **; l'indigestion ne se manifeste ordinairement que quelques heures après le repas;
celle qui a lieu chez les malades, les blessés
ou les convalescens, est plus dangereuse que
celle qui survient chez une personne en
bonne santé. Cependant on a vu des individus
bien portans mourir d'apoplexie foudroyante
à la suite d'une indigestion.

Premiers soins à donner. — La diète, le repos, l'emploi des délayans, tels que l'eau de
veau, de poulet, le petit lait, le bouillon aux

---

* Ce qu'on désigne pas le nom de cardialgie; le malade ressent
quelquefois une douleur très vive à l'épigastre vers l'orifice supérieur de l'estomac.

** Tous ces symptômes n'ont pas toujours lieu.

herbes, le thé * léger ; les lavemens émolliens suffisent dans les cas les plus simples, c'est-à-dire lorsque les alimens, frappés d'indigestion, sont vomis, ou qu'ils s'écoulent bien par les voies inférieures ; au contraire, lorsque leur sortie est empêchée, on doit employer les vomitifs s'ils sont dans l'estomac, les laxatifs salins, ou les purgatifs, s'ils sont dans le canal intestinal. C'est au médecin à prescrire le remède indiqué par les symptômes étrangers qui peuvent se joindre à l'indigestion. Lorsqu'à une fièvre très forte se joignent des symptômes de pléthore, de turgescence cérébrale, quelques médecins distingués ont conseillé la saignée.

L'indigestion peut simuler une syncope, une apoplexie ou toute autre maladie ; lorsqu'elle a lieu par empoisonnement, elle se reconnait au refroidissement général du corps, à la lividité de la face, à la nature des vomissemens, à l'inflammation des tissus, et surtout par l'analyse chimique des substances rendues.

Quelques personnes ** meurent subitement

_____

* Les infusions de serpolet, de véronique ou de tilleul, sont moins excitantes, plus agréables, et ne coûtent pas aussi cher que le thé ; mais ces plantes ne viennent pas de Chine.

** Les vieillards plus que les jeunes gens.

d'indigestion ; lorsqu'on approche de leur cadavre, on sent une odeur aigre, désagréable ;
l'estomac est gorgé d'alimens ; le jéjunum, ordinairement vide, en est également rempli ; des
gaz concourent aussi à leur distention ; une
bouillie liquide excrémentitielle se trouve
dans les circonvolutions de l'iléon ; quelquefois de légères phlogoses se remarquent sur
les parois intestinales.

COLÈRE.

CONSIDÉRATIONS GÉNÉRALES.

Le mot colère dérive du grec χολος, bile, en latin *ira*.

La colère est une émotion subite qui peut rendre insensé l'homme le plus doux.

Les traits deviennent hideux et effrayans ; l'esprit, la raison s'évanouissent et sont remplacés par une aveugle fureur.

Causes. — Une offense, l'amour-propre blessé, l'opinion froissée, une simple contrariété, peuvent la faire éclater.

Cette passion, qui est commune aux animaux, peut être vaincue chez l'homme par une volonté ferme et soutenue ; l'enfant nouvellement né y est sujet, s'il est contrarié : ses traits s'altèrent, sa figure devient rouge, livide ; sa respiration est suspendue* ; la nourrice doit

---

* Il ne faut corriger ou menacer les enfans que lorsqu'ils commencent à combiner leurs idées.

alors se hâter de souscrire à ses ordres, l'agiter, le caresser, et surtout lui offrir le sein; sans quoi une horrible convulsion pourrait survenir, et enlever instantanément l'espoir de toute une famille.

La colère peut occasionner de violentes convulsions, et faire périr de suite l'individu obligé de se contraindre.

Ses effets sont plus modérés et moins nuisibles chez celui qui peut se venger.

La colère concentrée, celle qui permet de vivre amicalement avec celui dont on croit avoir à se plaindre, en attendant le moment de la vengeance, est la plus affreuse; funeste à la santé et à la raison, elle dégrade l'homme et lui acquiert le titre de méchant.

Les êtres faibles, les enfans, les femmes maigres, les vieillards sont naturellement irascibles; mais ils s'apaisent facilement. L'homme sanguin est plus emporté que colère; cette affection est profonde, ardente, impétueuse, chez les bilieux, les mélancoliques, les nerveux.

Effets de la colère. — Ils sont prompts et redoutables; le lait des femmes qui nourrissent se tarit ou se convertit en liqueur cor-

rompue ; les menstrues se suppriment, l'économie animale est bouleversée, les sécrétions
troublées, des diarrhées, des vomissemens, des
hémorragies ont lieu ; les défaillances succèdent ; la fièvre survient, elle peut être ataxique ou inflammatoire ; un ictère se répand
quelquefois sur toute la surface du corps.

La colère cause l'épilepsie, la catalepsie, le
tétanos ou ses variétés, le mutisme, la cécité,
la surdité, l'émoptysie, l'anévrisme, la suffocation, l'apoplexie, la mort subite ou la folie ;
elle renouvelle la goutte, l'épilepsie, l'hystérie, les affections cutanées ou toute autre maladie ancienne.

Symptômes. — Activité violente, énergi-
que, incertaine, irréfléchie, des opérations
de l'esprit et des mouvemens soumis à la
volonté.

Le visage rougit et pâlit alternativement ;
l'œil étincelle ; la bouche est sèche ou se remplit d'écume, la langue articule difficilement,
confusément ; la voix est entre-coupée, sourde
et tout à coup véhémente ; le pouls est plein,
ou petit, concentré, inégal et toujours fréquent ; l'action nerveuse est exaltée, la sensi-

bilité la plus vive se communique à tous les organes *.

Soins à donner.—Éloignez toutes les causes qui peuvent porter une personne irascible à se mettre en colère ; essayez de la calmer au moral comme au physique, avant que l'accès soit par trop exaspéré ; employez les boissons calmantes, rafraîchissantes , les anti-spasmodiques, les bains tièdes à la suite des paroxismes, et quelquefois la saignée chez les pléthoriques.

L'humidité, le froid , sont nuisibles après l'accès.

Etant élève à l'Hôtel-Dieu, en novembre 1814, je recuillis l'observation d'un nommé Robin (Alexis-François) **, âgé de quarante-trois ans, qui, à la suite d'un accès de colère contre son frère, sans risque, sans chute , sans contusion aucune, eut une infiltration sanguine très considérable dans le tissu cellulaire du scrotum, suivie d'un abcès énorme et de gangrène de la peau. La guérison n'eut lieu qu'après trois mois de soins assidus et d'un traitement sage et méthodique.

---

* La morsure faite par un homme dans cet état de fureur peut être très dangereuse.

** Le malade était couché au n° 20 de la salle des opérés, service de feu M. Pellantan père.

SYNCOPE.

SYNCOPE *, s. f., syncope, de σὺν avec, et de κόπτω, je tombe. Cette affection est plutôt l'effet d'une altération idiopathique du cœur qu'une maladie proprement dite **.

Caractère. —Suspension subite et momentanée de l'action du cœur, qui entraîne après elle la cessation de la respiration, des sensations et des mouvemens volontaires.

Symptômes. — La syncope est subite et le sujet est tout à coup comme privé de la vie ; ou elle est précédée ou accompagnée d'une sorte de malaise, anxiété à l'épigastre, langueur, sentiment particulier de fadeur que l'on rapporte à la région précordiale ; nausées, trouble des idées, vue obscurcie, tintemens d'oreille, vertiges ; le visage pâlit, les extré-

---

* Synonyme, dans le langage familier, de défaillir, se pâmer, s'évanouir, se trouver mal.

** La syncope diffère de la lipothymie en ce que dans l'une il y a toujours perte de connaissance, tandis que dans l'autre il y a seulement affaiblissement des forces vitales.

mités deviennent froides; la tête, le cou et plusieurs autres parties du corps se couvrent de sueur; tous les rapports avec les objets extérieurs se trouvent abolis; le corps, abandonné à son propre poids, tombe privé de sentiment et de mouvement.

Cet état de mort apparente ne diffère de la mort réelle que par la continuation de l'absorption, des sécrétions, de la nutrition, et par l'aptitude que conservent la circulation, la respiration et l'action cérébrale à reprendre leur cours.

La syncope dure le plus ordinairement quelques secondes, quelques minutes; dans des circonstances fort rares, elle se prolonge plusieurs heures, même des jours entiers.

Causes. — Elles sont physiques et morales, directes ou sympathiques; celles qui donnent lieu à la syncope, en agissant directement sur le cœur, sont les plaies, les déchirures et autres solutions de continuité de cet organe.

Les dilatations anévrismales de ses cavités, les végétations, les ossifications et les adhérences accidentelles de ses valvules, les polypes qui se développent dans ses cavités; les épanchemens de pus, de sang, de serosité ou de tout autre liquide dans le péricarde ; enfin l'inflammation du cœur ou de son enveloppe.

Les passions excitantes ou dépressives, telles que la colère, l'amour, la joie, la crainte, la terreur *, la haine, etc., suspendent quelquefois les mouvemens du cœur.

La pléthore sanguine, les fortes hémorragies artérielles, veineuses ou capillaires, les saignées abondantes, donnent également lieu à cet accident. 1º Le défaut d'alimentation ; 2º les évacuations excessives, telles que des vomissemens répétés, des selles trop abondantes, une lactation trop long-temps continuée, la sortie d'une grande quantité de pus ou de sérosité ; 3º les efforts musculaires trop violens, trop prolongés ; les exercices gymnastiques portés au-delà des forces ; on a vu des soldats, particulièrement des conscrits, après des marches forcées, expirer en s'arrêtant pour prendre du repos.—La station prolongée, les douleurs violentes, les plaisirs portés à l'excès, l'accouchement, peuvent donner

---

* Je n'entrerai pas ici dans une question étrangère à mon sujet, celle de savoir si les passions et les affections de l'ame portent directement leur influence sur le cœur, ou si elles agissent sur cet organe par l'intermédiaire du cerveau.

lieu à la syncope ; les causes les plus légères peuvent la causer chez les personnes très délicates, les convalescens, les scorbutiques, les hypocondriaques : on cite une foule d'exemples de personnes chez lesquelles l'impression de certaines odeurs, la vue de divers objets plus ou moins dégoûtans, l'ouïe affectée par certains sons, le toucher de certains corps, donnent lieu à des défaillances.

Les affections du cerveau, des poumons, de l'estomac, des intestins, etc., agissent aussi sympathiquement sur le cœur ; aussi la syncope est-elle un phénomène très ordinaire dans les plaies et les commotions du cerveau, dans les épanchemens qui compriment sa substance, dans l'hydrocéphalite aiguë, la fièvre cérébrale, dans la phthisie pulmonaire, etc., etc. ; la diète trop prolongée, la faim, l'introduction dans les voies digestives de certains alimens mal préparés ou insalubres, de poisons âcres, narcotiques ou corrosifs, les vers intestinaux, le choléra-morbus, etc., peuvent aussi causer cette affection.

Premiers soins à donner. — La syncope est un symptôme très grave dans les affections organiques incurables, telles que les cancers du pylore, les anévrismes du cœur, etc. Au contraire, elle est très peu dangereuse dans la pléthore, puisqu'elle cède à une saignée.

Lorsqu'elle est l'effet d'une simple faiblesse, sans lésion organique, la position horizontale, la plus légère excitation de la peau ou des sens, comme les aspersions d'eau froide, les vapeurs alcalines, acides ou aromatiques portées sur les fosses nasales, suffisent pour la faire cesser.

Dans les hémorragies elle n'est pas aussi redoutable qu'elle le paraît; car on a vu nombre de fois des écoulemens de sang considérables cesser d'une manière instantanée, au moment d'une syncope; l'interruption de la circulation permettant au sang de se coaguler et de former des caillots qui bouchent l'extrémité des vaisseaux ouverts et s'opposent à tout écoulement subséquent.

DE LA
PARALYSIE
EN GÉNÉRAL.

PARALYSIE, s. f., *paralysis*, du grec παρα-
λυσις, du verbe παραλυω, je résous, je relâche.

Siége. — Dans une partie quelconque du
corps.

Caractère. — Abolition ou affaiblissement
notable de la sensibilité percevante et du mouvement volontaire, ou d'une seule de ces facultés dans une partie quelconque du corps.

Ainsi lorsqu'un ou plusieurs organes dont
l'action est habituellement sous l'empire de la
volonté cessent de se mouvoir sans son influence, il y a paralysie ; il y a encore paralysie lorsqu'une partie, sans cesser d'entrer
en action d'après des déterminations volontaires, perd la faculté de sentir ou de trans-
mettre au moins les impressions qu'elle éprouve
de la part des agens extérieurs.

C'est évidemment une maladie nerveuse, puisqu'elle consiste essentiellement dans le defaut ou l'absence de l'influence cérébrale sur les organes des sens et des mouvemens volontaires.

La paralysie est générale ou universelle ; lorsqu'elle est due à une lésion du cerveau proprement dit, on l'observe dans les fortes apoplexies.

Dans la plupart des apoplexies légères, la paralysie se borne à la moitié latérale du corps; on la nomme hémiplégie *. La paralysie de la partie inférieure du corps, ou paraplégie **, est due à toute lésion remarquable de la moëlle épinière ; la paralysie locale se borne à la partie à laquelle se distribue un nerf qui aurait été lésé ; elle est encore partielle lorsque les muscles sont soustraits à l'influence cérébrale par l'engorgement, la contusion, la solution de continuité, la transformation de leur tissu, et par tous les accidens qui opèrent des changemens dans leur texture.

Causes. — Les coups, les chutes, une solu-

---

* Voyez la description de cette affection, page 68.

** *Idem*, page 70.

tion de continuité faite par des instrumens
tranchans ou contondans, une forte pression
exercée sur un membre ou sur un simple cordon nerveux par une ligature, une luxation,
par un kyste, une tumeur anévrismale, lym-
phatique, phlegmoneuse ou autre, par un
épanchement séreux, sanguin ou purulent; la
compression du cerveau et de son prolonge-
ment rachidien, causées par les épanchemens
divers qui s'opèrent dans la cavité du crâne
ou dans le canal vertébral, les exostoses, les
fractures du crâne ou des vertèbres, leur
luxation, leur carie, un fongus de la dure-
mère, l'état pléthorique porté à un haut degré,
l'omission d'une saignée habituelle, la suppression des menstrues, du flux hémorrhoïdal, de
la sueur, d'un ancien ulcère, d'une dartre ancienne. La paralysie peut encore être causée
par des évacuations alvines excessives, l'abus
des purgatifs, des excès d'intempérance, l'habitude de l'ivresse, la présence de substances
narcotiques, âcres, corrosives dans les voies
digestives; les émanations du plomb, du mer-
cure, de l'arsenic, etc.; l'abus des prépara-
tions mercurielles, des plaisirs énervans, un
accès de colère, la tristesse, la frayeur, la
peur, de longs chagrins, etc.

Elle est causée souvent par diverses maladies essentielles, telles que le céphalite ou inflammation du cerveau, l'ydrocéphale aiguë, l'apoplexie, l'hydrorachis, la carie des vertèbres, etc., les tubercules du poumon. Des vomiques, l'empyème, ont quelquefois causé la paralysie du bras; et l'on voit chaque jour des paralysies sympathiques de diverses parties du corps être causées par l'embarras gastrique, le choléra-morbus, les fièvres bilieuse, adynamique, ataxique, le typhus, la gastrite, la gastro-entérite, etc.

Elle est quelquefois consécutive et symptomatique dans le scorbut, l'épilepsie, l'hystérie, la mélancolie, la manie.

Les hommes sont plus sujets à la paralysie que les femmes; elle est beaucoup plus fréquente dans l'enfance que dans la jeunesse, chez les adultes que chez les vieillards; les personnes nerveuses et mélancoliques, ou affaiblies par la vie sédentaire, les travaux de l'esprit, le luxe, la mollesse, y sont plus sujettes que celles qui sont sobres, robustes, et qui prennent beaucoup d'exercice en plein air; le côté gauche est plus fréquemment atteint que le côté droit; les membres inférieurs sont plus souvent paralysés que les supérieurs. Ordinairement la paralysie se manifeste par la perte de la sensibilité animale et du mouvement volontaire dans la partie affectée; souvent l'une de ces deux facultés ne se trouve qu'affaiblie ou abolie, tandis que l'autre n'éprouve aucune altération; le tact persiste, la sensibilité s'exalte; même des douleurs se manifestent dans un membre paralysé. On cite des exemples très rares d'individus chez lesquels la contractilité musculaire était intacte dans des membres privés de toute espèce de sensibilité*.

Il n'est pas rare de voir des tremblemens et des mouvemens convulsifs se manifester dans des membres paralysés.

Symptômes. — Les parties affectées de paralysie ne présentent souvent d'autres phénomènes que la perte de la sensibilité et celle de la contractilité musculaire; dans certains cas, cependant, il y a léger gonflement passager, sentiment de fourmillement, douleurs plus ou moins vives; les membres paralysés deviennent pâles, livides, flasques; dans certains cas ils se couvrent d'une transpiration

---

* *Mémoires de l'Académie des Sciences,* 1743.

abondante et visqueuse ; ordinairement leur température reste la même ; au bout d'un certain temps leur volume diminue, ils maigrissent et finissent par s'atrophier entièrement.

A ces phénomènes locaux se joignent divers accidens consécutifs dépendant de l'organe affecté. Ainsi, la paralysie du nerf optique amène la cécité ; celle du nerf acoustique, la surdité ; celles des nerfs olfactifs et gustatifs, la perte de l'odorat et du goût.

La paralysie des lèvres, de la langue, du larynx, produit le balbutiement, la perte de la parole ou la privation de la voix (aphonie). La paralysie de la paupière supérieure empêche ou trouble la vision ; celle du pharynx, la déglutition ; celle des muscles antérieurs de l'abdomen s'oppose à ce que l'estomac puisse se vider entièrement ; elle empêche les matières contenues dans le gros intestin d'être expulsées au dehors, rend le vomissement incomplet et cause une constipation opiniâtre, elle occasionne aussi la rétention d'urine, tandis que la paralysie du col de la vessie entraîne l'incontinence de ce liquide.

Lorsque la paralysie affecte les membres supérieurs, elle prive de l'organe du toucher,

de la préhension, des gestes ; les bras, au lieu
de servir de balancier au corps, embarrassent
ses mouvemens.

Enfin, celle des membres inférieurs inter-
dit la station verticale, la marche et tous les
mouvemens de locomotion qui en dépendent.

A la longue, cette maladie exerce une influence plus ou moins sensible sur le système
entier de l'économie ; les facultés intellectuelles sont quelquefois singulièrement alté-
rées.

Traitement. — La paralysie idiopathique ré-
clame seule des soins particuliers, car toute
l'attention du médecin doit se reporter sur la
maladie essentielle ou primitive, dont la paralysie sympathique ou symptomatique n'est que
l'effet secondaire. Les médicamens stimulans *
ont été préconisés par la foule immense de personnes qui ont prétendu donner des spécifi-
ques contre cette affection qu'ils attribuaient
à la faiblesse des parties qui en étaient atteintes. Sans entrer ici dans des détails que

---

* L'ammoniaque était administré à l'intérieur, ainsi que les sels
alcalins, les huiles essentielles, les substances résineuses et gommo-
résineuses fétides, l'alcool, les teintures spiritueuses, aromatiques,
âcres ou amères, le quinquina, les cantharides, les sudorifiques, la
ciguë, et même la noix vomique.

ne comporte pas la nature de ce résumé, je n'accorderai qu'un très faible degré de confiance à ces moyens qui n'ont réussi quelquefois que comme dérivatifs, ou à la suite d'un temps considérable, qui seul pouvait suffire à la guérison.

Administrez donc avec réserve les vomitifs et les purgatifs; employez de même le galvanisme et l'électricité; ayez recours à l'usage des bains simples, sulfureux, de vapeur, des bains russes, de mer, de sable chaud, de marc de raisin, car ils agissent plutôt comme dérivatifs * que comme stimulans; on a retiré beaucoup d'avantage de l'emploi des frictions sèches, des rubéfactions, de l'ustion, de la flagellation, de l'urtication, ainsi que de l'application des vésicatoires, des moxas, des sétons, des cautères. Il faut toujours avoir égard à la cause de la maladie; ainsi, lorsque cette affection se manifeste chez un sujet fort et pléthorique, ou chez un individu qui a omis une saignée habituelle, la phlébotomie est indiquée; si elle survient à la suite de la sup-

---

* Ces moyens ne doivent cependant pas être administrés indifféremment dans toutes les espèces de paralysies : leur emploi doit être subordonné aux différens cas dans lesquels on en fait usage.

pression des menstrues, de l'écoulement hé-morrhoïdal ou de toute autre hémorragie périodique, faites appliquer des sangsues à l'anus ou à la vulve.

La paralysie qui a lieu par la suppression intempestive, d'un ancien exutoire, d'un vieil ulcère trop rapidement fermé, cède souvent au rétablissement du cautère, du vésicatoire ou de l'ulcère cicatrisé. Lorsqu'elle est due à la suppression subite de la transpiration par l'impression du froid, provoquez la sueur par des boissons chaudes et abondantes et par le concours de la chaleur extérieure; si des subs-tances vénéneuses, introduites dans l'estomac, y ont donné lieu, les vomitifs, les purgatifs et autres moyens propres à remédier à l'empoi-sonnement doivent être mis en usage; les adou-cissans et les dérivatifs seront employés, lors-qu'elle est occasionnée par une métastase goutteuse, rhumatismale, exanthématique ou autre. Enfin, si la paralysie était due à l'habi-tude de plaisirs énervans, on n'y remédierait qu'en cessant de s'y adonner; on fera habiter aux paralytiques des lieux secs et élevés, des contrées méridionales, des appartemens expo-sés au midi; ils se couvriront de vêtemens de

laine, et feront usage d'alimens très nourris-
sans et faciles à digérer, on leur permettra
de boire un peu de vin.

Les exercices du corps seront aussi très sa-
lutaires : si le malade ne pouvait s'y livrer, on
y suppléerait par le roulement en voiture, en
fauteuil, les frictions sèches, etc.

HÉMIPLÉGIE.

Paralysie d'une moitié latérale du corps; —
elle est complète lorsque la moitié de la tête
et du tronc en sont frappées, ainsi que le
membre supérieur et l'inférieur; — incomplète, lorsqu'il n'y a que ces dernières parties d'affectées. L'hémiplégie est presque toujours incomplète ou le devient promptement,
si le malade ne succombe pas. Elle est la plus
fréquente de toutes les paralysies, plus commune chez les hommes que chez les femmes,
et a lieu plutôt à gauche qu'à droite. On
nomme apoplectique celle qui arrive le plus
fréquemment; elle succède rapidement à l'attaque; le malade, à peine frappé, tombe et
ne peut se relever à cause de l'impossibilité
où il se trouve de mouvoir tout un côté.

Causes. — Une congestion sanguine, artérielle ou veineuse, — un épanchement séreux, — la compression ou commotion du cerveau *.

Symptômes. — Les traits de la face sont pendans du côté affecté, — l'œil est plus petit, — la bouche se tourne et prend un aspect particulier; la parole et la voix sont changées; l'appréhension des alimens est difficile; le bras pend le long du corps; lorsque le malade peut marcher, il le fait en fauchant.

Soins à donner. — Si l'hémiplégie est occasionnée par une congestion cérébrale, pratiquez de suite une ou plusieurs saignées soit du bras, soit de la jugulaire; employez les excitans comme dérivatifs; agissez surtout sur les extrémités inférieures; appliquez des synapismes aux pieds, aux mollets, etc., etc.

Consultez du reste le traitement indiqué page 65 et suivantes pour la paralysie en général.

---

* Voyez, page 60 et suivantes, les autres causes de paralysie.

PARAPLÉGIE.

Paralysie de la partie inférieure du corps, ou seulement des membres abdominaux.

Causes. — Les plaies, les contusions, les commotions, les compressions ou l'inflammation de la moëlle épinière.

Symptômes. — Peu graves lorsque les membres abdominaux sont seuls affectés ; ils le deviennent lorsque la paralysie atteint le rectum, la vessie, ou seulement les muscles du ventre ; dans ce dernier cas et lorsque la vessie et le rectum ne sont pas paralysés ; il y a rétention des urines et des matières fécales, distention énorme de la vessie et du gros intestin ; alors on est obligé de sonder le malade et de lui tirer les matières fécales, soit avec le doigt, soit au moyen d'une espèce de cuiller.

S'il y a paralysie de la vessie et du rectum, voici la triste situation dans laquelle se trouve le malade :

Couché horizontalement sans pouvoir changer de position, constamment inondé par les urines et les matières fécales qu'il rend involontairement, sa peau s'étiole, son teint est pâle, plombé; ses chairs deviennent flasques, malgré des soins extrêmes de propreté; des excoriations, des ulcérations se déterminent au sacrum, au périnée, à la partie interne des cuisses; la fièvre hectique survient et le malade succombe au milieu d'une fétidité insupportable.

Mais tous les cas ne se terminent pas d'une manière aussi fâcheuse, et nous avons vu, en 1814, dans l'une des salles de l'Hôtel-Dieu, une femme qui, à la suite d'une chute faite de très haut, les reins ayant porté sur la carre d'une pierre, avait eu une paralysie des membres inférieurs et des muscles de l'abdomen par suite de la rupture des deux dernières vertèbres lombaires et la commotion et inflammation de la moëlle épinière. Nous l'avons vue, dis-je, sortir guérie, après six mois de traitement, et marcher même sans béquilles.

Traitement. — Celui de cette femme, dirigé par M. Dupuytren, a consisté en applications de sangsues, plusieurs fois répétées, sur les parties latérales des vertèbres lombaires; en cataplasmes émolliens pendant les premiers jours, puis en douze moxas successivement et parallèlement appliqués par paires.

sur les parties latérales de l'épine dorsale.
Comme la malade ne pouvait uriner ni aller
à la garde-robe, on la sondait tous les jours,
et au moyen d'une cuiller, on retirait les matières fécales à mesure qu'elles se présentaient
à un ou deux pouces de l'orifice de l'anus. On
a été obligé d'en agir ainsi pendant le premier
mois de traitement. Je n'ai pas besoin de dire
que les laxatifs étaient prescrits à l'intérieur.
Le succès de ce traitement nous fait un devoir
de le préconiser dans les cas semblables.

APOPLEXIE.

APOPLEXIE, s. f., *apoplexia*, du grec
αποπληξια, de αποπλητῖειν, frapper avec violence,
abattre.

Siége. — Dans le cerveau.

Caractère. — Diminution ou perte de la sensibilité, — cessation plus ou moins complète
des mouvemens volontaires, — état soporeux
plus ou moins profond. — Dépendant d'une
compression quelconque exercée sur l'origine
des nerfs : 1° par épanchement, purulent,
sanguin ou séreux dans les ventricules ou la
substance même du cerveau ; 2° par réplétion
extraordinaire de tout le système vasculaire
cérébral ; 3° par développement de tumeurs
dans l'intérieur du crâne, — d'une lésion plus
ou moins profonde des nerfs du cerveau, —
par cause locale ou éloignée.

Causes prédisposantes. — Tempérament
sanguin, plétorique, — tête volumineuse, —
col court, — obésité, — vie sédentaire, — oi-
siveté, — régime trop substantiel, — âge mur,
— vieillesse, — les vapeurs métalliques, —

les hivers froids et humides après un été sec et chaud, — le froid intense qui succède subitement à une température douce et modérée. — L'apoplexie * attaque beaucoup plus souvent les hommes que les femmes, et les habitans des villes que ceux des campagnes.

Vers les solstices et les équinoxes, les attaques sont plus fréquentes.

Causes occasionnelles. — L'intempérance, l'abus des plaisirs vénériens, des liqueurs alcooliques, des narcotiques ; l'ivresse, la suppression du flux hémorroïdal, des menstrues, des lochies, d'un saignement de nez habituel ; la suppression subite d'un vésicatoire, d'un cautère, d'un ulcère, d'une sueur, d'un écoulement muqueux par les narines, le passage subit du froid au chaud, ou du chaud au froid, un bain trop chaud, la grossesse, l'accouchement, la rétropulsion de la goutte, de dartres, de la gale ; les inquiétudes, le chagrin, le travail de cabinet, les méditations profondes, la frayeur, la colère, les veilles, la foudre, les chutes, les coups violens, les plaies qui intéressent le cerveau, et tout ce qui peut ramollir et comprimer cet organe.

* Observations faites par Quarin.

Invasion. — Ordinairement subite ; cependant cette maladie s'annonce quelquefois, lors d'une première attaque, par — douleurs de tête, — tintemens d'oreille, — somnolence, — vertiges, — engourdissement des membres, — sentiment de formication, — bégaiement accidentel et réitéré, — mouvemens convulsifs, — grincemens de dents, — coloration de la face, — gonflement des veines jugulaires, — salivation mousseuse et sanguinolente, — respiration précipitée, — anxiété précordiale, — affaiblissement ou perte de l'ouïe, de la vue ou de quelques unes des facultés intellectuelles.

Symptômes essentiels. — Ils varient selon le degré d'intensité de la maladie.

L'apoplexie peut être faible, forte, très forte ou foudroyante.

Faible. — Engourdissement dans les membres, embarras de la langue, difficulté ou impossibilité de se mouvoir, somnolence, douleur gravative de la tête, légère distorsion de la bouche, lenteur et difficulté dans les fonctions de l'entendement.

Forte. — Diminution ou abolition des fonctions de l'entendement, état comateux, perte plus ou moins complète du sentiment, hémiplégie, respiration à peu près naturelle, seulement elle devient stertoreuse vers la fin, pouls tantôt fort et développé, tantôt faible.

Très forte ou foudroyante. — Elle tue le malade à l'instant même ou ne lui laisse que quelques minutes d'existence.

Symptômes accessoires (qui s'observent assez fréquemment). — Yeux fixes, étincelans, ou à demi ouverts, — paupières comme suspendues, — larmoiement considérable, — mouvemens convulsifs dans les membres, — ptyalisme, ris sardonique, — paralysie de l'œsophage, — rougeur, pâleur ou lividité de la face, gonflement ou boursoufflement de ses tégumens, — épistaxis, etc.

Premiers soins à donner. * — Desserrez toutes les parties de vêtemens qui font ligature autour du corps; placez le malade sur un lit ou dans un fauteuil; ayez soin de le mettre sur son séant en l'assujétissant de manière à ce qu'il ne tombe pas; inclinez-lui la tête un peu en arrière, pour empêcher qu'elle ne se place en avant sur la poitrine; si le malade est dans une chambre dont la température soit trop chaude, transférez-le, sans lui

---

* Le docteur Perrier, *l'Ami de la santé*, page 219.

imprimer aucune secousse, dans un autre lieu
où il n'y aura pas de feu.

Il doit avoir le corps légèrement couvert
et la tête nue.

Traitement. — Si le malade est encore
jeune, vigoureux, adonné aux excès de la table;
s'il mène une vie oisive, sédentaire, s'il y a
suppression d'hémorroïdes, d'une hémorragie
quelconque ou d'une saignée habituelle, une
ou plusieurs saignées, selon la gravité de la
maladie, l'apposition de sangsues à l'anus, seront principalement indiquées, si l'estomac est
vide d'alimens.

* Au contraire, si l'apoplexie prend après
avoir mangé, et si l'estomac est encore chargé,
il faut différer la saignée, qui pourrait faire périr le malade sur-le-champ, et commencer par
vider l'estomac au moyen d'un vomitif léger ;
on peut employer avec avantage l'émétique et
les stimulans internes et externes, tels que
l'infusion *d'arnica montana*, — l'inspiration de
l'ammoniaque, — les purgatifs, — les lavemens stimulans, — les frictions sèches ou avec
un liniment camphré le long de la colonne
vertébrale, — les pédiluves synapisés.

---

* M. Geoffroy, *Traité de Médecine pratique.*

Si l'emploi de ces moyens était insuffisant, ou, si après la disparition des symptômes les plus graves, l'état du malade en faisait appréhender le retour, on emploierait les synapismes à la plante des pieds, — le vésicatoire à la nuque; — les ventouses scarifiées; — * les applications de glace sur la tête.

Chez un individu affaibli le traitement est le même, seulement il faut avoir soin avant tout d'appliquer un vésicatoire à la nuque et d'établir un rapport entre la puissance des stimulans internes et externes, la gravité de la maladie, l'âge, le sexe et les forces du malade.

On peut terminer le traitement par l'usage des eaux minérales salines : telles que celles de Balarue, Sœdlitz, etc.

APOPLEXIE DES NOUVEAUX NÉS.

Causes. — Accouchement laborieux, — compression de la tête à son passage, — compression du cou par quelques tours du cordon ombilical.

Symptômes. — La tête et la poitrine gorgées

* *Journal de Médecine, Chirurgie, Pharmacie,* nov. 1809, tome XVIII, page 359. Observation communiquée par M. Caretté.

de sang et comme échymosées, — la face gonflée, livide ou violette, — immobilité de l'enfant.

Premiers soins à donner. — Faites promptement la section du cordon ombilical, laissez-le saigner, et ne faites la ligature que lorsque les symptômes auront disparu ou beaucoup diminué; — soufflez de l'air dans la bouche de l'enfant; — enveloppez-le dans des linges chauds; — frictionnez-le légèrement.

Nota. Avant de terminer cette fraction d'un ouvrage dont la première partie parut en 1830, et que je completterai prochainement en publiant mes recherches sur les plaies d'armes à feu et celles produites par des instrumens tranchans, piquans ou contondans, ainsi qu'un travail rapide de toxicologie, mis à la portée des gens du monde, j'ai besoin de m'expliquer sur les raisons qui m'ont déterminé à ces publications partielles; c'est que les diverses parties de l'ouvrage étant parfaitement complètes en elles-mêmes, sa division a eu nécessairement pour résultat de le rendre accessible à toutes les fortunes par la modicité du prix de chacune d'elles. Aussi n'ai-je point à regretter que, dans l'intervalle de ces publications, ait paru l'ouvrage justement apprécié, que M. Julia de Fontenelle a publié en 1834 *, puisque je puis me féliciter d'avoir eu comme lui la noble pensée d'éclairer mes concitoyens sur les accidens qui les menacent journellement, en leur indiquant les moyens d'empêcher qu'ils ne soient funestes.

----

* Recherches médico-légales sur l'incertitude des signes de la mort.

TABLE.

IMPRIMERIE DE Mme Ve DELAGUETTE, RUE SAINT-MERRY, 22.

9 782014 063967